AF313344

PUBLICATIONS DE LA SOCIÉTÉ FRANÇAISE D'HYGIÈNE

L'ASSOCIATION

DE

PROTECTION SANITAIRE

SA RAISON D'ÊTRE ET SES STATUTS

HISTORIQUE DE LA QUESTION

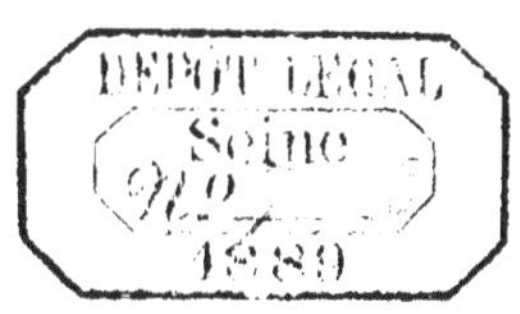

PARIS

AU BUREAU DE LA SOCIÉTÉ

30, RUE DU DRAGON, 30

—

1890

Organe de la Société :

JOURNAL D'HYGIÈNE

CLIMATOLOGIE

EAUX MINÉRALES, STATIONS HIVERNALES ET MARITIMES, ÉPIDÉMIOLOGIE

Bulletin des Conseils d'Hygiène et de Salubrité

PUBLIÉ PAR

Le Dr Prosper DE PIETRA SANTA

Le Journal paraît tous les Jeudis.

20 francs par an.   **30, rue du Dragon.**

PARIS

ASSOCIATION DE PROTECTION SANITAIRE

Chapitre Ier.

But de l'Association.

Pendant les discussions de l'Académie de médecine, au sujet des poêles mobiles, il a été démontré que la mortalité était surtout aggravée par suite de l'incurie, de l'indifférence ou de l'ignorance des individus; il en est ainsi dans la plupart des cas; aussi un hygiéniste a-t-il pu dire : « L'homme ne meurt pas, il se suicide! »

L'Association a pour but de diminuer la mortalités, d'améliorer la santé, en enseignant à ses membres les moyens pratiques de se soustraire, le plus longtemps possible, aux éventualités de la maladie, en appliquant utiles ment les lois de l'hygiène dont on ignore généralement les principes les plus élémentaires.

Le domaine de l'hygiène s'étend sur tous et partout.

L'hygiène s'applique, en effet, aux écoles, aux casernes, aux hôtels, aux établissements publics que les administrations ont mission de surveiller ; mais encore, et plus particulièrement, aux individus. à leurs demeures privées, qui échappent aux investigations et à la surveillance administratives.

Il importe donc, et c'est là le but essentiel de l'Association : d'apprendre à l'homme à se protéger lui-même librement, mais en lui rappelant aussi que cette liberté l'astreint, non seulement, à mettre personnellement en pratique les lois de l'hygiène mais, encore et surtout, à les enseigner ou les développer chez ses voisins.

Les associations de protection sanitaire sont prospères chez tous les peuples. Il importe donc que la France, qui possède une loi de protection des animaux, possède également une association de protection de l'homme.

Les connaissances et la pratique de l'hygiène que l'Association veut développer chez ses membres, comprennent :

1° L'hygiène de l'individu. qui se divise en :

L'hygiène de l'enfant, c'est-à-dire l'allaitement. la nourriture, les vêtements. les études ou les travaux, le surmenage, les soins corporels, le développement, la puberté.

L'hygiène de l'adulte, c'est-à-dire l'alimentation, les vêtements, les travaux, les soins corporels, la préventibilité des maladies, les soins à donner au cas d'accidents ou d'indisposition avant l'arrivée du médecin, enfin les précautions au cas d'épidémies ou de maladies contagieuses.

2° L'hygiène de la maison, qui se subdivise en : l'assainissement et la salubrité des habitations, la distribution la plus efficace de l'air et de la lumière ; les moyens et les appareils de chauffage et d'éclairage ; les appareils et les systèmes de water-closets ; le mode de vidange, la propreté de l'habitation, enfin, l'analyse des aliments, boissons et médicaments.

Chapitre II.

Bénéfices de l'Association.

Les membres adhérents à l'Association recevront gratuitement un bulletin qui leur rendra compte des travaux de l'Association. leur exposera les principes généraux et particuliers de l'hygiène, et leur apportera la réponse aux demandes de renseignements qui pourraient les intéresser.

Ils auront encore le droit, gratuitement dans les cas ordinaires, ou toutefois moyennant un tarif réduit :

1° De faire analyser les aliments ou médicaments dont ils suspecteraient la qualité.

2° De faire apprécier la nature et le cube de l'air de leur demeure ; de faire examiner, en qualité de propriétaire ou de locataire, l'état de salubrité de leurs habitations ; et d'obtenir l'appréciation de Commissions techniques, afin de se faire représenter ou défendre devant les Conseils administratifs de la salubrité.

En raison de ce qui précède, il est formé une Association de protection sanitaire entre tous ceux qui adhéreront aux présents statuts.

STATUTS

CHAPITRE III.

Nature de l'Association.

ARTICLE PREMIER. — L'Association est essentiellement libre et autonome et uniquement philanthropique. Elle prend comme titre, *Association de Protection sanitaire*.

Elle est fondée sous le patronage et avec le concours de la Société française d'Hygiène.

ART. 2. — L'Association étend son action sur toute la France.

CHAPITRE IV.

Conditions d'admission.

ART. 3. — Les deux sexes seront admis à faire partie de l'Association.

ART. 4. — Les membres de l'Association comprendront :

a) Des membres titulaires,

b) Des membres honoraires.

ART. 5. — Pour être membre titulaire, il faut :

1° Être présenté par un sociétaire et être agréé par le Comité ;

2° Signer son adhésion aux présents statuts et règlements ;

3° Payer exactement la cotisation qui sera ci-après fixée.

ART. 6. — Tout membre qui discontinuerait de remplir cette dernière condition cesserait de faire partie de l'Association. et les sommes versées par lui antérieurement resteront acquises au fonds social.

Art. 7. — Les membres de la Société française d'Hygiène sont membres de droit de l'Association.

Les membres honoraires sont choisis parmi les personnes ayant contribué à fonder l'Association. soit par leur influence, soit par des dons, ou ayant aidé à son développement. ou à sa prospérité.

Chapitre V.

Fonds social.

Art. 8. — Le fonds social se compose :

1º D'une cotisation annuelle de douze francs versée par chaque membre.

Les membres de la Société française d'Hygiène auront seuls le droit de faire partie de l'Association sans payer aucune cotisation.

2º Des dons volontaires, du produit des analyses ou des examens réclamés par les membres, et généralement de toutes les recettes qui pourraient être recueillies.

Chapitre VI.

Siège et administration.

Art. 9. — L'Association a son siège à Paris, provisoirement rue du Dragon nº 30.

Il pourra être transporté ultérieurement dans tout autre lieu.

Art. 10. — L'Association est représentée en justice et dans la vie civile par son trésorier ou tout autre membre délégué spécialement, assisté du Président.

Art. 11. — Elle est administrée par un Comité. dont les membres sont élus, pour la première fois, à titre de fondateurs, pour une durée de trois années. Après cette période le Comité sera renouvelable par cinquième en Assemblée générale.

Les membres sortant seront rééligibles.

Art. 12. — Le Comité choisit dans son sein, pour trois années : le Président, quatre Vice-Présidents, un Secrétaire général, quatre Secrétaires des séances, un Trésorier archiviste.

Il nomme également, pour les analyses ou examens réclamés par les membres. ou pour toute autre cause, des Commissions techniques composées de médecins hygiénistes, de juristes, de chimistes. d'architectes, d'ingénieurs civils, de pharmaciens.

Art. 13. -- Le Comité se réunit au moins une fois par mois.

Il peut être convoqué extraordinairement toutes les fois que le Président le juge convenable, ou lorsque cette convocation est réclamée par cinq membres au moins.

Art. 14. — Le Comité a les pouvoirs les plus étendus pour tout ce qui concerne l'administration de l'Association, et de son fonds social.

Il assure la perception des cotisations ou de toute autre recette quelconque, et arrête les dépenses de toute nature.

Art. 15. — Le Comité délibère et statue sur toutes demandes d'analyse, d'examen ou autre, fixe les tarifs et prend toutes mesures quelconques dans l'intérêt de l'Association.

Enfin, il surveille la publication du Bulletin de l'Association. et sa distribution régulière à tous les membres.

Chapitre VII.

Sections de l'Association.

Art. 16. — Lorsque dans une ville de France ou dans un arrondissement de Paris, le nombre des adhérents à l'Association aura atteint le chiffre de *deux cents* au moins, il pourra être désigné par le Comité un délégué pris parmi les membres de la ville ou de l'arrondissement. qui sera chargé de procéder à la constitution d'une Section de l'Association.

Art. 17. — Les Sections ainsi formées resteront soumises aux statuts et règlements de l'Association.

Chapitre VIII.

Assemblées générales.

Art. 18. — L'Assemblée générale se compose de tous les membres de l'Association.

Elle se réunit chaque année à Paris, au plus tard le....

Art. 19. — Elle peut être convoquée extraordinairement quand le Comité le juge nécessaire.

Art. 20. — Les convocations sont faites par un avis inséré dans le bulletin.

Chapitre IX.

Dispositions générales.

Art. 21. — Aucune modification ne pourra être apportée aux présents statuts qu'après les formalités suivantes :

1° Délibération et vote des deux tiers des membres du Comité.

2° Vote de l'Assemblée générale.

3° Approbation de l'autorité compétente.

Art. 22. — Le Comité pourra ne pas tenir de séance pendant les mois d'août et de septembre.

Art. 23. — L'Association a un règlement intérieur voté par le comité qui détermine toutes les questions de détail propres à assurer l'exécution des présents statuts et auquel chacun des membres est soumis.

Art. 24. — Toutes discussions politiques et religieuses sont rigoureusement et essentiellement interdites dans les réunions du Comité, et aux Assemblées générales, et dans le Bulletin.

Chapitre X.

Dispositions particulières.

Art. 25. — Au cas de dissolution de l'Association. l'Assemblée générale procédera. ou fera procéder. à la liquidation du fonds social. et arrêtera l'emploi à faire du produit de la liquidation.

Art. 26. — La dissolution de l'Association ne pourra être prononcée que si le nombre de ses sociétaires est réduit à cent, non compris les membres du Comité fondateur.

LES ASSOCIATIONS

DE PROTECTIONS SANITAIRES [1]

I

C'est avec la plus légitime satisfaction, et ajouterons-nous, avec un certain sentiment d'orgueil, que nous annonçons aujourd'hui la création et l'organisation d'*Associations de Protection sanitaire*, par l'initiative et sous le patronage de la Société française d'hygiène.

Bien que la question des Associations de Protection sanitaire ait été compendieusement élucidée dans les colonnes du Journal, en rendant compte des *faits et gestes* de celles qui fonctionnent avec succès en Angleterre et aux États-Unis, nous croyons devoir les rappeler sommairement. Ces réminiscences nous permettront de prouver : que dans leur projet d'organisation actuelle les initiateurs, tout en constatant la raison d'être et les aspirations diverses des Associations et Sociétés existantes, se sont efforcés, tout à la fois, de profiter des exemples de l'étranger, et de créer une œuvre française en lui imprimant un certain cachet d'originalité et de nouveauté.

Et tout d'abord, pour établir la véritable *situation des choses*, ne craignons pas de reproduire les considérations générales exposées dans notre étude sur « l'Organisation des Services de l'hygiène publique en France ».

Nous y avons affirmé :

« 1° Que les sages prescriptions de l'hygiène, et de la santé publique, ne s'imposent pas à coups de lois, de décrets et de règlements.

» 2° Que les unes comme les autres, pour être utiles et

---

(1) Article publié dans le *Journal d'Hygiène*, n° 669 (18 juillet 1889).

efficaces, doivent être en harmonie avec l'esprit public, et avec l'éducation des masses.

» C'est cet esprit qu'il faut former par une généralisation plus intelligente des principes de l'hygiène privée et publique ; c'est cette éducation des masses qu'il faut entreprendre avec persévérance, en commençant par le père de famille, pour arriver au propriétaire, au chef d'atelier, au directeur d'établissements scolaires, etc.

» La France a été, sans conteste, la grande *initiatrice* de l'hygiène comprise dans son beau rôle de progrès et de civilisation.

(C'est à Jean II, surnommé le Bon, fils de Philippe de Valois, que revient la première pensée de la création d'une véritable Police de santé (1356). Charles VI dans son Ordonnance du 9 octobre 1392 se préoccupe : *de la sustentation et de la renommée de son peuple.*

Deux siècles plus tard, les Lieutenants de police. La Reynie et Lenoir font appel aux lumières du corps médical en vue d'une *surveillance sanitaire* sérieuse.

A la date du 18 messidor an VIII (6 juillet 1802), Dubois, Préfet de police, institue le *Conseil de salubrité de la Seine*, qui a servi de modèle, et d'exemple, à tous les Bureaux d'hygiène du monde entier.)

» L'Angleterre nous a bientôt devancés sur le terrain des applications pratiques.

» Plus loin, au delà de l'Atlantique, la République des États-Unis demande les magnifiques résultats qu'elle a obtenus dans la *Sanitation*, à l'initiative individuelle, à l'intervention de toutes les bonnes volontés, au concours des Associations sanitaires de citoyens et de citoyennes, à l'instruction et compétence des agents préposés à l'œuvre nationale.

» En résumé, voilà la situation présente :

» D'un côté, la réglementation à outrance, l'autoritarisme, l'arbitraire, et l'abus du fonctionnarisme. (École de l'État-Providence.)

» De l'autre, l'initiative privée, l'instruction et l'éducation avec leur corollaire bienfaisant : La liberté des citoyens ! »

C'est en s'inspirant de pensées et de faits analogues que Sir Edwin Chadwick *(The father of hygiene)* dans une récente *address* devant les Associations des inspecteurs de la salubrité de Londres et de Liverpool, pouvait assurer « que l'hygiène et la salubrité d'une localité donnée résultent de l'entente harmonique qui doit exister entre les agents préposés à leur maintien, et les citoyens *qui doivent en tirer le profit le plus immédiat.*

Après lui, notre éminent collègue et ami le Dr Alf. Carpenter établissait « que l'influence des Inspecteurs de la salubrité sera toujours en raison de l'éducation hygiénique des masses. » C'est de cette éducation qu'il faut se préoccuper à bon droit, c'est elle qui affirmera l'importance de cette maxime tutélaire :

Cleanliness is next to godliness (1).

Propreté et bonheur, voilà bien les deux termes de l'activité constante de l'inspection sanitaire.

Ces considérations générales, qui sont le véritable reflet du programme du *Journal d'Hygiène* depuis sa fondation en 1875, nous autorisaient donc devant les membres du Congrès d'Hygiène de Hastings et Saint-Léonard :

1° A opposer à l'École autoritaire de l'État-Providence, l'École de l'initiative privée, de l'instruction de tous, de l'éducation des masses.

2° A substituer à la formule du Moyen âge et de la Féodalité :

Salus populi suprema lex esto.

La formule, plus noble, plus tutélaire, plus en harmonie avec notre civilisation moderne :

Aide-toi, le ciel t'aidera (2).

---

(1) Traduction littérale : « la propreté est voisine de la piété. »

(2) « Aujourd'hui, le *populus* qu'il faut sauver malgré lui-même, c'est nous tous qui le constituons, et dans ces conditions nouvelles, comme patrons, comme seigneurs, comme Providence, nous n'avons besoin que de notre intelligence, de notre raison, de notre libre arbitre, de notre volonté, de notre expérience »

II

Nous n'avons pas l'intention d'énumérer, actuellement, tous les types des Associations et Sociétés de Protection sanitaire qui, au cours de ce dernier quart de siècle, ont été fondées en Angleterre et aux États-Unis. Nous nous bornerons à en signaler quelques-unes à l'effet d'établir : que si le but est le même, les moyens d'action pour l'atteindre sont des plus divers.

Voici, en premier lieu, la constitution de celles dont a parlé M. le Dr Vallin à l'Académie de médecine (Discussion sur les poêles mobiles), et qu'il a proposées comme exemple à suivre.

« En payant à une Société une cotisation annuelle, chaque locataire, ou propriétaire, est assuré contre les chances d'insalubrité au moyen d'une inspection périodique de sa maison. Cette inspection est faite par un ou plusieurs agents sanitaires, architectes ou médecins hygiénistes qui, à l'aide d'expériences très ingénieuses, contrôlent la salubrité et le bon fonctionnement de toutes les parties de l'habitation. C'est une véritable consultation sur la santé de la maison...

» C'est dans cette voie, ajoutait M. Vallin, c'est en éclairant le public sur les dangers auxquels il est exposé, qu'on peut espérer prévenir les accidents si justement signalés par M. Lancereaux sur les poêles mobiles. »

Quels que soient les services rendus par les Associations de ce genre, il est évident qu'elles rentrent plus directement dans la catégorie des *assurances*. On s'assure contre l'insalubrité, comme l'on s'assure contre l'incendie, contre les accidents de chemins de fer, etc. On ne voit pas dans ces conditions l'intervention constante et régulière des personnes intéressées, se préoccupant elles-mêmes et pour elles-mêmes, de la salubrité du logis, de la santé de la famille, et de la préventibilité de la maladie.

Par contre, les Associations protectrices de la santé publique des États-Unis *(Citizen's Associations)* rentrent plus directement dans notre ordre d'idées. Les citoyens font leurs affaires eux-mêmes, en cherchant à s'instruire,

en invoquant le concours des hommes de l'art, en rétri-
buant convenablement le temps et la peine des préposés
à la salubrité.

Les Dames n'ont pas voulu se tenir en dehors du mou-
vement, et dans plusieurs États de l'Union, elles ont
formé des Associations particulières, aujourd'hui des plus
prospères.

Celle du village de Breekman-hill, près New-York, qui
fonctionne depuis 1884, modèle du genre, a déployé une
activité des plus louables et obtenu de sérieuses amélio-
rations, pour tout ce qui concerne la salubrité de la
maison et de la rue. Les vaches et les animaux domes-
tiques incommodes ont été relégués à la campagne, les
dépôts d'immondices portés au loin de l'enceinte du village, les boucheries et les abattoirs ont été largement
pourvus d'eau, et assainis.

Élargissant son programme primitif, l'Association
sanitaire des Dames de Breckman-hill poursuit l'amé-
nagement plus confortable des maisons de location
(tenements), et des garnis, en forçant les propriétaires
à fournir en abondance, à leurs locataires, l'eau et la
lumière.

Le bon exemple et la persuasion se mettant en lieu et
place de la réglementation municipale et policière,
voilà bien, à notre humble avis, la voie féconde qui con-
duira aux progrès les plus réels et les plus pratiques de
la Science sanitaire.

Le troisième type d'Associations de protection sanitaire
nous est offert par *The Sanitary Aid Association of
Hastings and Saint-Leonard (Sussex)*. Elle date de l'année
1871, et a été fondée par une dame, M⸰ Johnstone, à un
moment où la scarlatine faisait de grands ravages dans le
borough.

Convaincue que l'emploi méthodique de *l'isolement* et
de la *désinfection* constituaient de puissants moyens d'ar-
rêter, sur place, la gravité et la propagation de l'épidémie,
l'enthusiastic sanitarian (comme l'a appelée le D⸰ Bag-
shawe) ne craignait pas de parcourir tous les quartiers de
la ville à la recherche des cas de scarlatine.

Dans les habitations des pauvres, comme dans les maisons des riches, s'adressant tour à tour aux propriétaires et aux locataires, elle leur exposait les préceptes tutélaires de la médecine préventive, insistait sur les avantages incontestés de l'isolement des malades au cours des affections contagieuses (*zymotic diseases*) et, en démontrait, par des exemples irrécusables, les heureux résultats en désinfectant les linges de corps et de literie, ainsi que les diverses excrétions naturelles ou morbides.

Ne se contentant pas des conseils, M⁵ Johnstone procédait elle-même ou faisait procéder, en sa présence, aux diverses opérations de l'assainissement de la chambre à coucher, par l'enlèvement des tapis et rideaux, par une complète aération, par une parfaite propreté, par des vaporisations ou pulvérisations phéniquées *(carbolised)*.

Sa vigilance se portait ensuite sur les enfants de la famille, qu'elle tenait éloignés des écoles communales, ou libres, dès que la maladie contagieuse avait envahi la maison.

Pour être conduite à bonne fin, cette œuvre essentiellement philanthropique exigeait non seulement du temps et du dévouement, mais encore des ressources financières, permettant de fournir aux classes pauvres et laborieuses les soins médicaux, les médicaments et les substances désinfectantes indispensables.

C'est à ce moment psychologique qu'intervient le concours efficace des classes riches et aisées de la Société d'Hastings et de Saint-Léonard. *Ladies* et *gentlemen* s'empressent d'apporter à M⁵ Johnstone un aide *(help)* personnel, pécuniaire, moral, et bientôt se trouve créée de toutes pièces *The Sanitary Aid Association*, avec un Comité de direction composé de médecins, d'hygiénistes, de pasteurs, d'hommes de loi, d'ingénieurs, d'architectes, d'administrateurs, de négociants de tous ordres, sous la présidence de lord Brassey of Buikeley.

L'Association de Hastings Saint-Léonard, hâtons-nous de le proclamer, a été *the parent* d'Associations similaires qui fonctionnent sur toute la surface du Royaume-Uni.

Puissantes pra le nombre de leurs adhérents, par les

cotisations annuelles, par les dons qui leur arrivent de toutes parts, elles peuvent revendiquer, à bon droit, une part considérable dans les progrès de la *Sanitation*. Loin d'entraver l'action des autorités sanitaires locales, elles deviennent, en toutes circonstances, les auxiliaires les plus précieux des *Officers of health* et des *Inspectors of nuisances*.

L'union fait la force, telle a été, et telle restera désormais, leur magnifique devise.

III

Voilà donc, très sommairement décrits, les principaux types des Associations ou Sociétés sanitaires qui fonctionnent en Angleterre et aux États-Unis, à la grande satisfaction de toutes les classes de la société (1).

Dans ces conditions, lorsqu'il s'est agi d'implanter en France des Associations analogues, et d'en faire, à Paris, un essai loyal, il nous a semblé que leur but essentiellement pratique devait à la fois :

1° Poursuivre l'assainissement et la salubrité de la maison ;

2° Faire appliquer, par l'individu lui-même, les préceptes de l'hygiène privée ;

3° Se mettre en garde contre les maladies contagieuses, en utilisant les acquisitions récentes de la médecine préventive.

Les meilleurs moyens, pour atteindre ce triple but, doivent être établis, selon les circonstances, par un Comité ou Commission technique, possédant la parfaite connais-

---

(1) Nous n'avons pas à nous préoccuper ici des autres Associations de prévoyance qui, par l'assurance, par les cotisations annuelles, par les retenues sur les salaires, s'efforcent d'assurer aux classes laborieuses les soins médicaux, les médicaments, les indemnités pendant la convalescence.

Dans les *Provident Medical Associations*, préconisées par sir Charles Trevylan, le *Provident Dispensary* n'est plus soutenu, et alimenté, par les ressources inépuisables de la philanthropie et de la charité. C'est, pour les membres des *Friendly Societies*, un droit imprescriptible à l'assistance qui relève la dignité de l'individu, et qui met la famille à l'abri des sacrifices pécuniaires qu'imposent la maladie et les infirmités.

sance des exigences de la salubrité et de la prophylaxie; pouvant vulgariser et apprécier les mesures requises par des instructions, par des conseils, par des conférences, par l'exemple, par son intervention auprès des Administrations sanitaires et des Pouvoirs publics.

IV

Nous ne nous dissimulons pas les difficultés sans nombre que le Comité de direction de la Société française d'Hygiène rencontrera sur sa route.

Tout le monde parle aujourd'hui d'*hygiène*, mais peu de personnes encore cherchent à la mettre en pratique.

Les Associations de Protection sanitaire auront à combattre : d'une part, la routine et l'ignorance des masses; de l'autre, l'indifférence, et peut-être même l'hostilité, des hygiénistes officiels.

Toutefois, comme noblesse oblige, la Société d'Hygiène restera fidèle à son programme des premiers jours (1) et en songeant aux résultats déjà obtenus (2), au-dessous du fatidique *Laboremus* de son *labarum*, elle inscrira la devise tutélaire :

Aide-toi, le ciel t'aidera !

D^r DE PIETRA SANTA.

(1) Art 1. La Société française d'Hygiène a pour but l'étude la plus variée, et la vulgarisation la plus large, des questions afférentes au bien-être de l'homme individuel et social, et à la salubrité publique.

Art. 2. — Purement scientifique, elle fait un pressant appel à l'initiative privée.

(2) Publications sur l'hygiène et l'éducation de l'enfance, naissance à deux ans, deux à six ans, six à douze ans ; Service des vaccinations gratuites; Concours sur la sédentarité scolaire et le surmenage intellectuel; Caravanes hydrologiques (plateau central de la France, Suisse, région des Vosges).